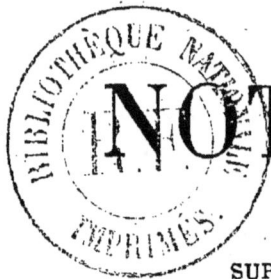

NOTICE

SUR LES

DIVERS MODES D'ADMINISTRER LE GOUDRON VÉGÉTAL

DANS LES MALADIES DE LA PEAU

DE LA VESSIE, DES VOIES RESPIRATOIRES

ET SUR L'UTILITÉ DE CETTE SUBSTANCE EN HYGIÈNE

NOUVELLES PRÉPARATIONS

DE

GOUDRON VÉGÉTAL

ET APPAREILS BREVETÉS S. G. D. G.

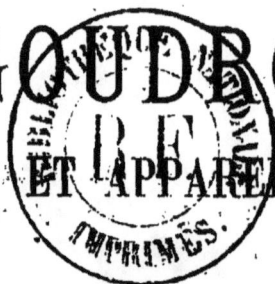

INTRODUISANT UNE

RÉFORME NÉCESSAIRE

DANS L'ADMINISTRATION DE CE PRÉCIEUX MÉDICAMENT

Pour le traitement des maladies de la Peau, de la Vessie et des Voies respiratoires

Par MAGNES-LAHENS

Pharmacien de 1re classe à Toulouse, ancien Professeur à l'Ecole de Médecine de cette ville, Lauréat de l'Ecole de Paris, Membre de plusieurs Sociétés Savantes Françaises et Etrangères, auteur de nombreux travaux sur le Goudron.

Pharmacie fondée, en 1688, par Étienne Sage, 4me aïeul du titulaire actuel et père d'Antoine Sage, l'un des trois fondateurs de l'Académie des Sciences de Toulouse.

TOULOUSE

IMPRIMERIE DOULADOURE

39, Rue Saint-Rome, 39

—

1878

Te 151

586 (5.)

Les préparations et les appareils de notre invention, forment un ensemble complet des modes et moyens d'administration, dont le Goudron est susceptible.

Vente au Public, à la Pharmacie MAGNES-LAHENS, rue des Couteliers, à Toulouse; et par l'entremise de tous les pharmaciens.

Dépôt général et expéditions pour tous pays, à la Pharmacie B. BARRAL, à Paris, 80, rue du Faubourg-Saint-Denis.

AVIS IMPORTANT

Afin d'éviter les imitations dont il pourrait être victime, le Public doit toujours exiger la marque de fabrique déposée et la signature de l'inventeur qui figurent sur tous les produits et appareils Magnes-Lahens.

(*Marque de fabrique et signature*).

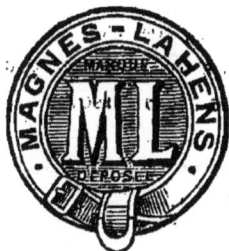

Les contrefacteurs de nos appareils brevetés et de notre Goudron pulvérulent également breveté, seraient poursuivis selon toute la rigueur des lois.

TABLE DES MATIÈRES

CONTENUES DANS LA NOTICE.

NOTICE

« Le Goudron est un remède efficace des maladies de la Peau
» et de la Vessie. La respiration de ses vapeurs est surtout
» très-utile contre les Affections chroniques du Larynx, d. »
» Bronches et du Poumon lui-même. » (Trousseau, *Traité de
Thérapeutique.)

L'opinion du célèbre médecin est partagée par tous ses
confrères.

Malheureusement, plusieurs préparations de Goudron en
vogue sont défectueuses; quelques-unes sont détestables; les
appareils employés à l'administration de ses vapeurs laissent à
désirer; des recueils estimés et des formulaires, ces *vade-
mecum* des médecins, contiennent de graves erreurs à l'endroit
de sa pharmacologie. Nous avons cherché à améliorer cet état
de choses et, après plusieurs années consacrées à l'étude très-
attentive du Goudron, nous possédons la confiance que nos
efforts ne sont pas restés stériles.

Nous ne nous sommes point bornés à étudier cette substance
à titre de remède, et nous l'avons signalée, dans nos Mémoires,
comme un agent hygiénique puissant. Le Goudron assainit,
en effet, l'air et l'eau, en détruisant divers organismes qui,
souvent, les rendent impurs. Les discussions qui viennent
d'avoir lieu à l'Académie de Médecine de Paris ont sanctionné
notre doctrine, en mettant hors de doute l'influence perni-
cieuse de ces organismes et l'intérêt majeur que nous avons
à nous y soustraire ou à la combattre.

Rendre d'un usage facile et accessible au plus grand nombre
les produits qu'ils veulent vulgariser, est un soin que les
inventeurs sérieux ne négligent pas. La simplicité de nos préparations et de nos appareils, leur prix modéré, témoignent

que nous avons pris ce soin en grande considération. N'était-ce pas d'ailleurs, pour nous, un devoir de chercher à vulgariser nos formules et nos produits, dans l'intérêt de la science et des malades ?

Nos mémoires et notre formulaire ont été bien accueillis par la presse médicale, et publiés dans la plupart des journaux de médecine et de pharmacie. Plusieurs de nos produits ont mérité de figurer parmi les médicaments nouveaux adoptés récemment par la *Société de Pharmacie de Paris*; de son côté, la *Société de Thérapeutique* de la capitale a, naguère, approuvé un rapport très-favorable, qui lui a été présenté sur nos travaux, nos préparations et nos appareils, par une commission composée de trois de ses membres.

Après avoir transcrit notre formulaire du Goudron, le *Journal de Thérapeutique* ajoute : « Tous ces produits parais- » sent d'un emploi très-commode et méritent, à coup sûr, » d'être recommandés. »

Dans l'*Union Pharmaceutique* (juillet 1876) M. Dorvault s'exprime ainsi : « Comme complément de ses travaux sur le » Goudron, M. Magnes-Lahens vient de publier un formulaire » complet de cette substance, qui sera utile, à la fois, aux » médecins et aux pharmaciens. Les formules qui le compo- » sent nous paraissent bien conçues ; elles faciliteront l'admi- » nistration du Goudron et en assureront les effets. Quelques- » unes de ces formules sont nouvelles, et introduiront dans la » thérapeutique du Goudron Végétal une sorte de révolution » qui nous semble promettre d'heureux fruits. »

Enfin, l'*Union Médicale*, du docteur Amédée Latour (31 août 1876), apprécie notre œuvre de la manière suivante : « Les Mémoires de M. Magnes-Lahens, sur le Goudron, sont » marqués au coin d'un excellent esprit et ses formules ration- » nelles méritent la confiance des médecins. Leur publication, » loyalement faite, ajoute à leur mérite intrinsèque, et ne » permet à personne de confondre les spécialités honnêtes et » sérieuses de M. Magnes-Lahens avec celles d'une foule d'ex- » ploiteurs de la crédulité publique. »

Ces témoignages approbateurs, auxquels nous pourrions en ajouter bien d'autres, prouvent que nous n'avons perdu ni

notre temps, ni nos peines, durant les longues années consacrées par nous à l'étude consciencieuse du Goudron.

Sa vogue actuelle et méritée en thérapeutique trouvera un
nouveau motif d'extension dans les perfectionnements que
nous avons introduits, soit dans ses préparations, soit dans la
manière de les administrer.

Nous apportons à la confection de nos produits un soin
jaloux, et ceux-ci ont tous pour base des Goudrons rigoureusement purs, traités dans nos laboratoires par des procédés
de notre invention.

Les lignes suivantes résument ce qui peut renseigner et inté-
resser nos lecteurs sur l'emploi de nos préparations et de nos
appareils.

Dragées au Goudron Dulcifié.

Nos Dragées sont d'un aspect et d'un goût agréables; on les
avale avec la plus grande facilité. — Le Goudron y est associé
à des substances mucilagineuses et adoucissantes, qui le divi-
sent, l'émulsionnent et mitigent son âcreté naturelle. Elles
sont inaltérables, et méritent d'être préférées aux Capsules de
Goudron brut, parce que, à l'inverse de ces dernières, elles
n'irritent point l'estomac (1) et sont facilement digérées.

Prix du Flacon de 100 Dragées : 2 fr. 50.

La dose est de 3 à 6 par jour.

Les indications que nous donnons à nos lecteurs sur l'usage
de nos Dragées et le nombre qu'il convient d'en prendre dans
la journée, doivent être subordonnées à l'avis de leur médecin.
Il doit en être de même pour l'usage et les doses de nos autres
produits.

---

(1) REMARQUE. — L'administration interne du Goudron brut et non
émulsionné, tel qu'il se trouve dans les Capsules, est condamné par
Soubeiran et tous les pharmacologistes. Il est de règle, en effet, que
les substances très-âcres, les résines et les oléo-résines surtout, Scam-
monée, Euphorbe, Gomme-gutte, Goudron, etc., doivent être émul-
sionnées ou, au moins, très-divisées, à l'aide d'un intermédiaire convenable, sous peine d'exposer les malades à de violentes coliques.

Sirop de Goudron concentré et titré.

Le Sirop ordinaire de Goudron des pharmacies est pauvre en principes balsamiques, et son activité est insuffisante. Nous avons été le premier à faire cette remarque, dont la justesse n'a été contestée par personne. Notre Sirop, bien qu'il soit plus actif, est très-bien supporté par les personnes délicates et par les enfants, auxquels il convient spécialement.

Il ne fermente jamais, même quand la bouteille est entamée, et sa conservation est à peu près indéfinie.

Il est exactement dosé à cinq centigrammes d'extrait de Goudron par cuillerée à bouche.

La dose ordinaire est de une à trois cuillerées à bouche par jour.

Prix de la Bouteille : 2 fr. 50.

Elixir de Goudron,

Pour la préparation instantanée de l'*Eau de Goudron*.

Le public a pris, depuis quelque temps, l'habitude de préparer son Eau de Goudron avec des liqueurs concentrées.

Ce procédé est aussi commode qu'expéditif. Mais presque toutes ces liqueurs sont plus ou moins défectueuses : les unes ont un goût et une odeur désagréables de suie, qui ne rappellent nullement le goût et l'odeur, franchement aromatiques, du bon Goudron ; les autres sont encore moins recommandables, et peuvent même devenir très-nuisibles aux personnes qui en font un long usage, à cause du carbonate de soude, qui s'y trouve en abondance. — Ce sel n'est autre que celui qu'on emploie pour les lessives de ménage. Il décompose profondément le Goudron, le saponifie, dénature ses propriétés, et communique aux liqueurs concentrées dont il s'agit la saveur saumâtre et urineuse qui caractérise les carbonates alcalins. MM. Boudet, Lefort et Adrian, pharmaciens de premier mérite, ont vivement combattu les liqueurs concentrées alcalines, et reconnu qu'elles donnent, par leur mélange avec l'eau, un produit différant beaucoup de l'Eau de Goudron véritable (1).

Nous avons cherché à composer une liqueur qui donnât de l'Eau de Goudron aussi commodément et aussi rapidement que celles dont nous venons de parler, sans participer à leurs défauts. Notre Elixir remplit ces conditions. Il donne à l'instant de l'eau goudronnée, totalement exempte d'alcali, et ne contenant que les principes du Goudron lui-même, absolument inaltérés. Celle-ci est d'une teinte très-légèrement opaline, agréable à l'œil, et d'une saveur franche et aromatique de Goudron.

Mode d'emploi. — Une *petite* cuillerée à café dans un grand verre d'eau ou trois cuillerées à café par litre.

A l'inverse des liqueurs concentrées, notre Elixir se conserve indéfiniment, avec une limpidité parfaite. Le dépôt qui se forme dans la plupart de ces liquides constitue, malgré l'affirmation contraire de certains prospectus, un défaut très-réel, car il est le signe d'une décomposition plus ou moins prononcée.

Prix du Flacon : 2 fr.

Il est à noter que le Flacon des liqueurs concentrées du commerce revient beaucoup plus cher, car il fournit presque moitié moins d'Eau de Goudron, et se vend le même prix.

Goudron Pulvérulent.

Notre Goudron Pulvérulent constitue une forme entièrement nouvelle, susceptible d'applications médicinales et hygiéniques très-heureuses, auxquelles le Goudron brut se refuse à peu près complétement. La consistance demi-liquide, qui rend le second d'un maniement si difficile et si désagréable, qui empêche presque de s'en approcher, sans se salir peu ou prou,

(1) Nous publiâmes nous-mêmes, en 1870, dans un but purement scientifique, et alors que la pensée de spécialiser les préparations de Goudron était bien loin de notre esprit, une vive critique, restée sans réponse, de la liqueur concentrée la plus en vogue.

Voici, du reste, les caractères auxquels on reconnaît les liqueurs alcalines : saveur urineuse, toucher savonneux, vive effervescence avec los acides, coloration en vert de l'infusion de violettes, etc.

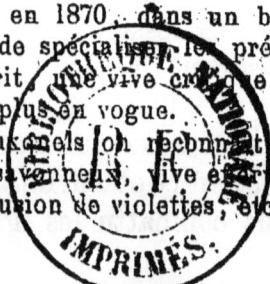

n'existe plus dans le premier, qui se touche et se manie avec la même facilité qu'une poudre végétale quelconque.

Notre produit, obtenu d'ailleurs en dehors de toute intervention chimique et de toute circonstance qui pourrait altérer la substance qui en est la base, possède, absolument intactes, les propriétés médicinales de celle-ci, et se conserve à peu près indéfiniment. De plus, il cède à l'eau ses principes solubles, et à l'air ses émanations balsamiques, avec une abondance et une rapidité singulières.

Notre Goudron pulvérulent sert au fonctionnement de nos trois appareils brevetés : Goudronnière-Filtre, Fumigateur, Inhalateur-Cigare. Il permet au médecin, chose à laquelle on ne pouvait guère s'attendre avant sa découverte, d'administrer des Bains de Goudron. Enfin, étalé entre deux draps, sous une mince épaisseur, il constitue une couchette d'influence tonique susceptible, à ce titre, d'alterner, non sans succès, avec les couchettes de plantes aromatiques, pour l'usage des enfants débiles ou des personnes de faible constitution.

Prix de la Boîte, pouvant fournir 50 litres d'Eau de Goudron : 2 fr. 50.

Goudronnière-Filtre.

Cet appareil, en belle porcelaine (1), réalise à peu près la forme d'une théière; il est muni intérieurement, et à la naissance de son col de cygne, d'une rondelle de treillis métallique. Ce petit système clarificateur fonctionne très-bien, à la seule condition d'enlever après chaque opération, par un simple avage à l'eau froide de quelques secondes, le Goudron Pulvérulent déposé à sa surface.

La Goudronnière sert à préparer, à l'aide de notre Goudron Pulvérulent, de l'eau de Goudron irréprochable, ainsi qu'on va le voir un peu plus loin.

Prix de la Goudronnière-Filtre : 5 fr.

(1) Nous avons réformé notre premier modèle de Goudronnière en verre.

La Goudronnière, bien rincée, ne conserve pas d'odeur; on peut y préparer le thé et toutes sortes d'infusions : mauves, violettes, etc.

Eau de Goudron Médicinale.

Plusieurs personnes, redoutant à bon droit d'employer à la préparation de l'Eau de Goudron les liqueurs concentrées alcalines, s'en tiennent encore à l'ancienne méthode, laquelle consiste à agiter pendant plusieurs jours, dans une cruche, du Goudron brut avec de l'eau, et à passer le produit à travers un linge fin. — Aucune règle précise ne présidant à cette opération, et la quantité même du Goudron étant, le plus souvent, laissée à l'arbitraire, l'Eau de Goudron qui en provient est extrêmement variable dans sa composition, selon que l'on agite plus ou moins souvent le mélange, que l'on prolonge plus ou moins longtemps le contact des deux corps, que l'on renouvelle le Goudron à chaque opération ou qu'on le fait servir, au contraire, à plusieurs opérations successives, ainsi qu'on a le tort de le pratiquer presque toujours. Il est d'ailleurs bien rare que, dans le cours de cette longue et fastidieuse préparation, on ne salisse pas ses doigts ou ses habits.

En substituant notre Goudronnière brevetée à la cruche traditionnelle et notre Goudron Pulvérulent au Goudron brut, on obtient une amélioration considérable à tous les points de vue.

Mode opératoire. — Délayez dans la Goudronnière-Filtre, à l'aide d'un peu d'eau, une forte cuillerée à bouche de Goudron pulvérulent. Ajoutez assez d'eau pour qu'elle atteigne le bas de la rondelle métallique, c'est-à-dire un litre. Agitez le mélange à l'aide de la cuiller pendant cinq minutes, et laissez ensuite le contact se prolonger un quart d'heure environ. Inclinez alors la Goudronnière du côté du bec, *lentement et sans secousse,* afin que le dépôt formé au fond du vase ne soit pas entraîné vers le filtre, dont il gênerait le jeu; l'eau de Goudron s'écoule parfaitement limpide et prête à être bue.

Ainsi préparée; elle est suffisamment chargée pour la plupart des malades. Ceux qui la voudraient plus forte prolongeraient le contact pendant une, deux heures, et même davantage, ou bien agiteraient le mélange à intervalles fréquents. — Quand la température ambiante est très-froide, comme en hiver, on se sert d'eau légèrement tiède.

Les tempéraments les plus variés et les cas les plus différents peuvent s'accommoder de l'une ou l'autre des variantes ci-dessus.

Il appert de ce simple exposé que notre Goudronnière-Filtre donne rapidement, par le *simple contact du Goudron et de l'eau et par conséquent sans l'intervention d'aucun agent chimique quelconque*, de l'eau de Goudron d'une limpidité parfaite, légère ou chargée au gré de l'opérateur et toujours rigoureusement identique, quand les circonstances de contact et le degré de température auxquels on opère sont les mêmes.

Nous ne devons pas laisser ignorer à nos lecteurs que le docteur Sales-Girons, rédacteur en chef de la *Revue médicale française et étrangère*, qui s'est occupé toute sa vie, avec une prédilection particulière, de la thérapeutique du Goudron, donne à notre procédé son adhésion la plus complète. Ajoutons qu'aux yeux de cet appréciateur compétent, l'eau de Goudron obtenue par notre procédé offre l'avantage de ne renfermer que les principes solubles du Goudron dans l'eau, au lieu d'être, comme d'autres liqueurs, une dissolution en masse de toute la matière du Goudron.

Eau de Goudron hygiénique.

En se bornant à employer par litre d'eau une cuillerée *à café* de Goudron pulvérulent, on obtient une boisson aussi salubre que rafraîchissante pendant les grandes chaleurs de l'été. C'est l'eau de Goudron hygiénique. Celle-ci, d'ailleurs, sera naturellement indiquée, toutes les fois que l'eau servant à l'alimentation sera soupçonnée contenir des matières organiques en dissolution, circonstance qui ne se présente que trop souvent. Dans ce cas, la quantité de Goudron trop petite pour communiquer à l'eau une saveur qui répugnerait à certaines personnes suffira néanmoins à l'assainissement de celle-ci, en faisant périr les proto-organismes.

Nota. — Les bons effets de la pulvérisation des Eaux sulfureuses et ferrugineuses, dans le traitement de certaines affections des voies respiratoires, ne peuvent qu'engager les médecins à *pulvériser aussi l'eau de Goudron.* — Nous croyons qu'il sera bon d'employer pour cet usage de l'eau très-chargée, en prévision de l'action décomposante de l'air sur le Goudron, ainsi divisé presque à l'infini. Ils pourront obtenir de l'eau contenant jusqu'à 6 grammes d'extrait de Goudron par litre, en faisant infuser 30 grammes de Goudron pulvérulent dans 1 litre d'eau à 60 degrés centigrades.

Nous résumerons ce qui a trait à l'eau de Goudron, en disant :

Le public, pour se procurer cette boisson dont l'usage tend à se vulgariser de plus en plus et à devenir en quelque sorte quotidien, aura désormais le choix entre l'Elixir de Goudron et la Goudronnière brevetée.

Nous espérons avoir prouvé, quelques pages plus haut, que notre élixir remplace très-avantageusement toutes les liqueurs concentrées connues jusqu'à ce jour. Il sera le lot des voyageurs, ou des personnes pressées, qui ont intérêt à se procurer extemporanément une eau de Goudron salubre et efficace.

Celles, au contraire, dont la vie est sédentaire, dont une petite opération de vingt minutes n'excède point la patience, ou qui veulent instituer un traitement médical avec toutes ses nuances et selon toute la rigueur que comporte une thérapeutique sévère, trouveront dans notre Goudronnière-Filtre le moyen de réaliser leur *desideratum,* si difficiles qu'elles soient.

Inhalateur-Cigare au Goudron.

C'est le meilleur, le plus commode et le moins coûteux des appareils destinés à faire pénétrer les vapeurs de Goudron dans les voies aériennes. Il a la forme et la légèreté d'un petit cigare, son intérieur est bourré de Goudron pulvérulent.

La boîte contient dix inhalateurs, un porte-inhalateur et un étui destiné à renfermer l'inhalateur, qu'on porte sur soi.

Prix de la Boîte : 2 fr. 50.

Mode d'emploi. — On introduit l'extrémité effilée de l'inhalateur dans le porte-inhalateur, puis sans allumer on aspire et on fait arriver ainsi profondément dans les voies aériennes l'air chargé de vapeurs de Goudron. D'ordinaire on use de l'inhalateur à quatre ou cinq reprises dans la journée, pendant une vingtaine de minutes. Un inhalateur dure plusieurs jours. On le rejette, dès qu'on ne perçoit plus de saveur goudronneuse franchement prononcée.

Muni de son inhalateur, le malade peut suivre son traitement en tout lieu et à toute heure, seul ou en compagnie, le cesser et le reprendre à son gré, l'activer ou le modérer, en augmentant ou diminuant le nombre et la force des aspirations. Son usage n'exige aucun préparatif et n'occasionne ni gêne, ni fatigue.

Destiné surtout au traitement des voies aériennes, l'inhalateur est utile en d'autres cas. Il corrige la fétidité de l'haleine et prévient la carie des dents par les vapeurs de créosote qui s'exhalent du Goudron. Il diminue aussi les dangers qu'offre la respiration de l'air vicié par les miasmes et constitue en pareille circonstance un préservatif précieux.

Fumigateur au Goudron.

L'appareil est en métal argenté et se compose :

1o D'un bassin peu profond, où est chauffé à la flamme de l'alcool un mélange d'eau et de Goudron pulvérulent ;

2o D'un support qui reçoit le bassin ; au centre du support est fixé un godet, servant à la fois de mesure et de récipient pour l'alcool et faisant office de lampe.

L'appareil est renfermé dans une boîte élégante et très-portative.

Prix du Fumigateur : 5 fr.

Mode d'emploi. — Versez de l'eau dans le bassin jusqu'à fleur du signet, répandez sur l'eau une forte cuillerée de Goudron pulvérulent. Remplissez le godet d'alcool, enflammez celui-ci et placez aussitôt le bassin sur son support. La fumigation n'exige pas d'autres soins et se continue d'elle-même. Exécutée dans les proportions ci-dessus, elle suffit pour une chambre de 80 à 100 mètres cubes. Quand il ne se dégage plus de vapeurs et que le mélange est refroidi, on rejette le résidu et on lave le bassin, un peu d'eau froide suffit.

Chaque fumigation revient à 0,08 centimes.

On fait d'ordinaire deux fumigations dans la journée, l'une le matin et l'autre en se couchant. Libre au malade de les multiplier davantage, ou de se borner à une seule. On peut encore, dans le but de rendre l'influence des vapeurs plus directe et plus intense, se tenir tout près de l'appareil en fonction et, la bouche ouverte, humer au passage les vapeurs goudronneuses à mesure qu'elles se répandent.

Nos fumigations *humides* au goudron pulvérulent, diffèrent en beaucoup de points des fumigations *sèches*, obtenues en chauffant directement le Goudron brut du commerce, et leur sont bien préférables. Au lieu d'être repoussantes, comme ces dernières, les nôtres plaisent par la propreté qui y préside. Elles n'excitent pas la soif des malades et répandent dans l'air une humidité tiède, favorable aux affections des voies aériennes. Elles sont réglées dans leur durée et la quantité de vapeurs goudronneuses y est mise en rapport avec la capacité des locaux ; jamais enfin, la moindre particule de goudron n'y est décomposée par un excès de température.

Il est souvent utile de cumuler l'usage du Fumigateur avec celui de l'inhalateur. Le malade qui se sert alternativement et avec intelligence du Fumigateur dans sa chambre, et de l'inhalateur hors de chez lui, se procure à peu de frais les bienfaits de l'atmosphère balsamique d'Arcachon et autres stations analogues.

Bains de Goudron.

Personne, jusqu'à ce jour, n'avait songé, croyons-nous, à préparer des bains de Goudron. L'utilité de cette médication dans le traitement des maladies de la peau, et à titre de tonique pour les constitutions faibles ou délicates, ne peut pourtant être mise en doute, et nous considérons comme très-heureuse la réalisation de cette idée, par l'emploi de notre Goudron pulvérulent.

Effectivement, celui-ci comprimé sous forme de pain, et

enfermé dans un sachet à mailles lâches, se prête très-bien à cette nouvelle application.

Au moment de préparer le bain, on dépouille le sachet de ses enveloppes et on le jette dans la baignoire vide. On verse la quantité d'eau convenable, le malade s'installe alors et, pendant la durée du bain, pousse çà et là, de la main ou du pied, le sachet qui surnage. De temps en temps il le soulève au-dessus de l'eau.

La masse se gonfle, se désagrége, cède à l'eau ses principes actifs sans s'y répandre, et le corps du baigneur est aussi net et aussi propre à la sortie du bain qu'à l'entrée.

Prix du Bain : 1 fr. 25.

Glycéré de Goudron.

Notre produit remplace avantageusement la pommade et le Glycéré ordinaires du même nom, pour les motifs suivants :

Il se conserve très-bien, ne fuse pas, et son emploi est particulièrement commode, en ce qu'un simple filet d'eau suffit pour nettoyer parfaitement la place où a eu lieu l'application, aussi bien que les linges employés pour cet objet.

Prix du Flacon : 2 fr 50.

Le but de nos travaux a été de réformer un grand nombre de préparations de Goudron évidemment défectueuses, de constituer un ensemble aussi complet que possible des modes et moyens les plus convenables d'administrer le Goudron, et enfin d'appeler l'attention générale sur les services que le Goudron peut rendre à l'hygiène. Nos lecteurs jugeront si nous avons atteint le but que nous nous sommes proposé.

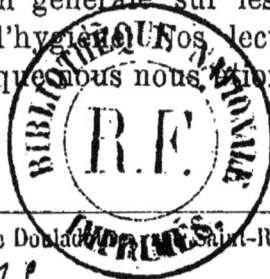

Toulouse, imprimerie Douladoure, rue Saint-Rome, 39.